Zur

Diagnostik und Behandlung

der

chronischen Laryngitis.

Ein laryngoskopischer Beitrag

von

Dr. H. Vogler
zu Ems

[Abdruck aus Göschen's „Deutscher Klinik" 1863. No 16]

Berlin.
Druck und Verlag von Georg Reimer.
1863.

Zur

Diagnostik und Behandlung

der

chronischen Laryngitis.

Ein laryngoskopischer Beitrag

von

Dr. H. Vogler
zu Ems.

[Abdruck aus Göschen's „Deutscher Klinik" 1863. No. 16.]

Berlin.
Druck und Verlag von Georg Reimer.
1863.

Angesichts der hohen Bedeutung, welche in neuerer Zeit die Laryngoskopie als diagnostisches und therapeutisches Hülfsmittel erlangt hat, erscheint es überflüssig, den Werth dieser objectiven Untersuchungsmethode weiter hervorheben zu wollen. Weniger überflüssig dürfte es erscheinen, die auf laryngoskopischem Wege gemachten Beobachtungen, wie ferner die darauf hier angestellten und zum Theil mit Hülfe des Laryngoskops ausgeführten Heilversuche kennen zu lernen, insofern dieselben ein pathologisches Gebiet beleuchten, welches erst mit Einführung der neuen Untersuchungsmethode einer exacteren Untersuchung und strengeren Controle am Lebenden unterworfen wurde. Wenn z. B. früher über eine geheilte Aphonie berichtet wurde, so hatte diess für uns nur die Bedeutung, dass es überhaupt eine heilbare Form der Aphonie gebe, welche Erkrankung des Kehlkopfes aber dieser Aphonie zu Grunde lag und in welcher Beziehung zu letzterer das angewendete Heilverfahren stand, darüber wurden wir im Unklaren gelassen. — Die nachstehenden Beobachtungen, wozu meine Beschäftigung an einem von Kehlkopfleidenden vorzugsweise besuchten Orte reichliche Gelegenheit bot, betreffen zum grossen Theil Patienten, welche die Erscheinungen der einfachen chronischen Laryngitis darboten; doch brachten es die Umstände und die leicht möglichen und häufigen diagnostischen Verwechslungen mit sich, dass es mir auch an anderweitigen Beobachtungen auf dem Gebiete der Larynxerkrankungen nicht mangelte.

Zunächst einige Worte über die Untersuchungsmethode und die dazu verwandten Apparate, die vielleicht manchem Praktiker, der sich mit Laryngoskopie näher vertraut zu machen wünscht, zur Auswahl eines passenden Apparats behülflich sein können. Zum Gelingen der Untersuchung gehört vor Allem eine gute Beleuchtung des Kehlkopfes. Diese zu bewerkstelligen, ist eine Hauptaufgabe des laryngoskopischen Apparats. Die einfachste, beste und billigste Beleuchtung ist die vermittelst des einfachen Sonnenlichts, entweder des directen (nach Czermak) oder des reflectirten (nach Türk); sie giebt, was Farbe und Beschaffenheit der beleuchteten Theile betrifft, das klarste und natürlichste Bild. Ich ziehe das mit Hülfe des Hohlspiegels gesammelte und reflectirte Sonnenlicht dem directen deshalb vor, weil man, besonders bei sehr hochstehender Sonne, leicht im Stande ist, den fast senkrechten Strahlen derselben eine mehr horizontale Richtung nach dem

Munde des vor uns sitzenden Patienten zu geben, was für die Untersuchung von grosser Bequemlichkeit und Vortheil ist. Mit Hülfe des Sonnenlichts gelang es mir stets an mir selbst, nicht selten auch an Andern, ausser den inneren Theilen des Kehlkopfes auch die Ringe der Trachea bis zur Bifurcation hin deutlich, sowohl was Farbe wie Zahl betrifft, zu erkennen. Nur muss man bei der Untersuchung tiefer gelegener Theile die Vorsorge beobachten, dass der Theil und Gegenstand der Beobachtung möglichst nahe dem Brennpunkt der von dem Hohlspiegel aus in den Mund des Patienten und von dort vermittelst des Kehlkopfspiegels in den Larynx resp. die Trachea reflectirten Strahlen zu liegen komme.

Diesem Zwecke entspricht aber eine der Tiefe des zu untersuchenden Theils in geradem Verhältniss proportionale Annäherung des Kopfes des Patienten an den reflectirenden Hohlspiegel. — Wo das Sonnenlicht, wie leider sehr oft besonders im Winter der Fall, nicht zu Gebote steht, da ist man genöthigt, seine Zuflucht zur künstlichen Beleuchtung zu nehmen, und es handelt sich nun darum, an Stelle des Sonnenlichts eine dasselbe ersetzende, möglichst intensive und leicht zu beschaffende Lichtquelle zu setzen. Man verwandte dazu das Drummond'sche Licht, das durch Glaskugeln (Schusterkugeln), den parabolischen Spiegel concentrirte Licht (Tobold) u. s. w. Traube und Lewin benutzten bekanntlich das durch Linsen concentrirte gewöhnliche Licht und construirten zu diesem Zwecke einen der Laterna magica ähnlichen Apparat, der leicht handhabbar über die Flamme einer jeden Schiebelampe oder Moderateurlampe gesetzt werden kann. Der an diesem Apparate angebrachten Linse gegenüber befindet sich zur möglichsten Benutzung auch der nach entgegengesetzter Richtung sich verbreitenden Lichtstrahlen ein dieselben reflectirender versilberter Hohlspiegel. Zum Auffangen der von der Linse concentrirten Lichtstrahlen befindet sich ausserhalb der Laterne der Linse gegenüber in der abgemessenen Brennweite ein Hohlspiegel von Glas von einem der Linsengrösse entsprechenden Durchmesser von ca. $3^1/_2$ Zoll und einer Brennweite von ca. 6 Zoll. Dieser wirft die Lichtstrahlen in einer convergirenden Richtung nach dem Munde des davor sitzenden Patienten und auf den an dessen Gaumen angebrachten kleinen Planspiegel, den sogenannten Kehlkopfspiegel, der dieselben hinwiederum in einem dem Einfallwinkel entsprechenden Winkel nach dem Innern des Kehlkopfes wirft und hiermit gleichzeitig das beleuchtete Bild der inneren Theile des Kehlkopfes abspiegelt. Der die Strahlen der Linse reflectirende Hohlspiegel kann entweder an der Lampe selbst vermittelst eines Armes befestigt werden, oder, wie ich es mir habe einrichten lassen, an einem besonderen an jede Tischplatte anschraubbaren Messingstativ, das mit einem nach allen Richtungen hin zu bewegenden, durch Charniergelenke getheilten Querarm versehen ist. Der Traube-Lewin'sche Apparat kann als ein allen Anforderungen entsprechender mit Recht Jedem empfohlen werden.

Die Kehlkopfspiegel wählt man am besten von Glas, das mit Silber belegt ist. Sie geben ein weisseres Licht und widerstehen besser dem verderbenden Einfluss der Aetzmittel als die Stahlspiegel. Die mit Quecksilber belegten Spiegel haben den Nachtheil, dass sie die Erwärmung nicht so gut vertragen und ein mehr bläuliches Licht geben, als die mit Silber belegten.

Die Untersuchung des eigenen Kehlkopfs, welche dem Anfänger besonders zur Uebung zu empfehlen ist, lässt sich dadurch leicht bewerkstelligen, dass man zur Seite des Hohlspiegels einen kleinen Planspiegel anbringt. Das auf obige Weise in dem Kehlkopfspiegel erzeugte Bild unseres eigenen Kehlkopfes können wir so in dem gegenüber befindlichen Planspiegel ziemlich leicht und bequem beobachten. Die Selbstuntersuchung gelingt um so leichter, je mehr man ohne Hülfe der Hand im Stande ist, die Rachenhöhle dem Auge zugänglich zu machen.

Zum Gegenstand gegenwärtiger Abhandlung als demjenigen, worüber mir die meisten Beobachtungen zu Gebote stehen, diene die chronische Laryngitis einfachen Charakters, deren Veränderungen im Kehlkopf mannigfacher Art sind.

Unter den zur Beobachtung gekommenen Patienten waren diejenigen Stände am stärksten vertreten, deren Angehörige den grössten Anstrengungen des Stimmorgans ausgesetzt sind, wie Prediger, Lehrer, Sänger und Sängerinnen, Officiere und unsere eigene Collegschaft, die Aerzte. Das clergymen sore throat der Engländer ist kaum noch als Monopol des geistlichen Standes zu betrachten, es findet sich fast ebenso häufig unter den übrigen der genannten Stände, bei denen dieselben Entstehungsursachen obwalten.

In aetiologischer Beziehung konnten in den meisten Fällen ausser der sehr häufig angeklagten Ursache der Erkältung die scrophulöse Diathese und Störungen der abdominellen Organe als prädisponirende Momente bezeichnet werden. Ein Magenkatarrh ging häufig der Heiserkeit und Verschleimung im Halse, wie die Patienten sich ausdrücken, voraus und die Laryngitis war nicht selten durch eine Weiterverbreitung des katarrhalischen Processes von der Magenschleimhaut auf die Pharyngeal- und Laryngealschleimhaut herbeigeführt. So finden wir nach Excessen in baccho et venere gar häufig die Stimme belegt und die laryngoskopische Untersuchung weist Röthung der Stimmbänder und des übrigen Larynx nach. Ein weiterer Causalnexus besteht zwischen Störungen der weiblichen Sexualorgane und Reizungszuständen des Larynx, welche gar häufig concomitirend auftreten. Schon bei dem Vorgang der Menstruation ist dieser physiologische Zusammenhang bei bestehendem Larynxleiden bemerkbar.

In den meisten Fällen tritt der Katarrh des Larynx mit dem des Pharynx verbunden auf; ersterer erscheint in vielen Fällen nur vermöge der Continuität der Schleimhäute fortgeleitet. Die krankhaften Veränderungen, welche beide Organe durch die Entzündung erleiden, bieten trotz der Verschiedenheit des Drüsenreichthums und Epitheliums grosse Analogien dar. Die Untersuchung des Pharynx darf daher bei der des Larynx nie unterlassen werden.

Bei chronischer Laryngitis sind die Veränderungen, welche der Kehlkopf erleidet, an Intensität und Form sehr verschieden. In dem einen Fall zeigt sich der ganze Schleimhautüberzug der innern Theile des Kehlkopfs ziemlich gleichmässig geröthet und geschwellt, in andern Fällen zeigen mehr die einzelnen Theile und Falten der Schleimhaut die entzündlichen Veränderungen, wie Röthung, Schwellung oder Ulceration und granulöse Wucherung.

Gehen wir die Veränderungen der einzelnen Theile durch, so sind in erster Reihe die wahren Stimmbänder als der Theil zu betrachten, der am constantesten ergriffen ist und dessen Veränderungen zu den bedeutendsten Functionsstörungen des Stimmorgans Veranlassung geben. Der Grad ihrer Röthung und Schwellung giebt sehr häufig den Maassstab für den Grad der Entzündung des ganzen Kehlkopfes ab. Im normalen Zustande erscheinen die Stimmbänder bekanntlich als zwei weissliche, sehnenartig glänzende, beim Athmen und besonders beim Sprechen lebhaft sich bewegende Schleimhautfalten. Beim ruhigen Aus- und Einathmen lassen dieselben eine ziemlich breite Spalte zwischen ihren beiderseitigen Rändern, welche beim Anschlagen eines Tons, sei es durch Sprechen oder lautes Lachen, sofort bis auf einen kleinen Zwischenraum durch plötzliches Aneinandernähern der Ränder verschwindet.

Nach starken Anstrengungen des Stimmorgans wie bei Sängern oder nach Excessen in baccho und starkem Rauchen erscheinen die Stimmbänder häufig geröthet. Bei Laryngitis zeigen dieselben eine mehr oder weniger intensive Röthung und Schwellung. Ihre Form erscheint mehr wulstig, ihr Dickendurchmesser durch Infiltration vergrössert, ihre Beweglichkeit merklich vermindert. In manchen Fällen, besonders nach länger dauerndem Katarrh, zeigen sich Erosionen, granulöse Wucherungen und Verdickungen an den Stimmbändern. Dabei erscheint häufig besonders an den Rändern adhärirend ein zäher glasiger Schleim. Tiefer greifende, das Gewebe zerstörende katarrhalische Geschwüre beobachtete ich nur in zwei Fällen mit Bestimmtheit, und zwar jedesmal nur an einem der Stimmbänder bei Integrität des gegenüberliegenden. In beiden Fällen erschien der Substanzverlust des Stimmbandes sehr bedeutend, und zwar dadurch in um so höherm Grade, als bei einmal entstandener Einkerbung die Ränder und Zipfel dieser Einkerbung durch Zusammenziehung des das Stimmband fast ausfüllenden Musculus thyreo-arytaenoideus und des elastischen Fasergewebes des Stimmbandes noch mehr auseinandergezerrt werden. Die nächste Folge der entzündlichen Veränderungen der Stimmbänder ist eine je nach dem Grad der dadurch bedingten Functionsstörung sich richtende, oft bis zur Aphonie sich steigernde Heiserkeit. Die zunächst in's Auge tretenden Ursachen der Heiserkeit sind die mangelnde Spannung der Stimmbänder sowohl wie die mangelnde Beweglichkeit, Rigidität derselben. In den von mir beobachteten Fällen von Defect eines der Stimmbänder war die Stimme, so lange das zweite unverletzt blieb, zwar heiser und eigenthümlich schnarrend, aber nicht erloschen.

Die tuberculösen Geschwüre lassen sich von den katarrhalischen durch ihr eigenthümliches Aussehen unterscheiden. Erstere erscheinen bei der laryngoskopischen Untersuchung meist als graulich aussehende, oberflächliche, unregelmässig gestaltete Entfärbungen der Schleimhaut, die von dem umliegenden sehnenartigen Gewebe abstechen. Die tieferen hier vorkommenden tuberculösen Ulcerationen mit bedeutender Zerstörung der Stimmbänder und ihrer Umgebung zeigen eine graulich gelbe höckerige Geschwürsfläche mit aufgeworfenen Rändern und Röthe der umgebenden Schleimhaut. Die an den Stimmbändern auftretenden syphilitischen Ulcerationen und Excrescenzen endlich zeigen ein so charakteristisches Aussehen, dass sie wohl nicht leicht zu Verwechslungen Veranlassung geben können, daher einer weiteren Ausführung hier nicht bedürfen.

An dem entzündlichen Ergriffensein der Stimmbänder nehmen die Taschenbänder oder falschen Stimmbänder den constantesten Antheil. Röthung und Schwellung derselben geringeren oder höheren Grades sind daher bei Laryngitis eine gewöhnliche Erscheinung. Auch Erosionen, granulöse Wucherungen und Wulstungen werden hier nicht selten beobachtet. Dabei erscheinen dieselben häufig von einem zähen schleimigen oder schleimig-eitrigen Secrete bedeckt, das durch Räuspern abgestossen, aber vermöge des Drüsenreichthums der betreffenden Schleimhaut schnell wieder erzeugt wird. Bei hochgradiger Schwellung bedecken die Taschenbänder wie zwei Wülste die unter denselben liegenden Stimmbänder, deren freie Ränder dann zuweilen nur beim Aneinandernähern derselben sichtbar werden. Die Morgagni'schen Ventrikel sind in diesen Fällen gleichfalls verdeckt und deren Untersuchung erschwert oder verhindert. Die Schwellung der Taschenbänder, wenn sie in bedeutenderem Grade auftritt, trägt auf doppelte Weise zur Beeinträchtigung der Stimmbildung bei, erstens, indem sie durch Bedeckung der wahren Stimmbänder deren Schwingungen in mehr oder weniger hohem Grade behindert, zweitens, indem sie die zur Timbrebildung nothwendige Cavität oberhalb der Stimmbänder, die dem sogenannten Ansatzrohr der Blasinstrumente zu vergleichen ist, verengert. Die Schwellung der Taschenbänder ist eine sehr häufige Ursache der Heiserkeit und bei daran leidenden Individuen zeigt sich besondere Neigung zu Recidiven.

Die Morgagni'schen Ventrikel, welche nach Müller's und Merkel's Untersuchungen eine Hauptrolle bei der Resonanzbildung der Stimme spielen, sind sehr häufig der Sitz entzündlicher Veränderungen, welche am Vorhof des Ventrikels dem Auge des Untersuchers sichtbar werden. Wucherungen und polypöse Ausstülpungen der Schleimhaut sind nach langwierigen Katarrhen hier keine Seltenheit. Ihre Grösse und Sitz bestimmt den Einfluss, den dieselben auf die Bildung der Stimme ausüben. Schon bei sehr kleinen Schleimpolypen habe ich, wenn sie ihren Sitz in der Nähe der Stimmbänder hatten, hochgradige Heiserkeit beobachtet.

Die hintere Larynxwand, deren Schleimhaut vertical gefaltet

den Musculus arytaenoideus dicht überzieht und den Contractionen desselben bei jeder Constriction des Kehlkopfs unterworfen ist, bedarf bei Erkrankungen des Kehlkopfs einer sehr aufmerksamen Untersuchung, indem sie vorzugsweise häufiger Sitz verschiedenartiger pathologischer Veränderungen ist und eine genaue Untersuchung derselben auf Schwierigkeiten stösst, wie sie die Betrachtung einer Fläche im Profil im Allgemeinen darbietet. Die Veränderungen, welche durch die einfache Entzündung bedingt sind, wie Röthe und Wulstung der Schleimhaut, lassen sich von den hier vorkommenden Geschwüren dadurch unterscheiden, dass die Ränder der letzteren durch ihre aufgeworfene, oft rauhe und zackige Beschaffenheit von der Umgebung abstechende Hervorragungen bilden, welche das Vorhandensein eines Geschwüres unzweifelhaft erscheinen lassen.

Die differentielle Diagnose zwischen tuberculösen und syphilitischen Geschwüren ist hier, wenn nicht an dem Geschwür der hintern Wand selbst möglich, aus den etwa vorhandenen anderweitigen dem Auge besser zugängigen Localisationen im Rachen oder an andern Stellen, sowie bei Tuberculose namentlich aus dem Zustand der Lungen zu stellen. Namentlich ist in zweifelhaften Fällen die Beschaffenheit der benachbarten Theile, wie der ary-epiglottischen Falten, der Epiglottis und bei Syphilis insbesondere des Rachens in's Auge zu fassen, wo die vorhandenen Localisationen eine mehr charakteristische Beschaffenheit darbieten.

Die Plicae ary-epiglotticae finden sich häufig im Zustand der Schwellung und folliculären Entzündung, namentlich an der Stelle der Schleimhaut, welche die Vorsprünge der Cartilagines Santorini und Wrisbergi bedeckt. Die gleichfalls häufig hier auftretenden syphilitischen Ulcerationen und Plaques können ihres charakteristischen Aussehens wegen nicht leicht zu Verwechslungen Veranlassung geben. Die Entzündung der Plicae ary-epiglotticae erregt Schmerzhaftigkeit und Beschwerde beim Schlingen besonders trockner Speisen, sehr kalter oder warmer Getränke. Ebenso giebt diese Entzündung häufig zu heftigen Hustenparoxysmen Veranlassung.

Die Epiglottis, deren Gestalt, wie bereits Türk, Lewin u. A. bemerkt haben, je nach der Biegung ihres Knorpels und ihrer Ränder die verschiedensten Varietäten darbieten kann, zeigt auch hinsichtlich ihrer Stellung resp. Neigung zum Kehlkopfeingang grosse Verschiedenheiten bei verschiedenen Individuen. Während dieselbe im Normalzustande und beim ruhigen Athmen in der verticalen Frontallinie vor dem Kehlkopfeingang aufgerichtet erscheint, zeigt dieselbe bei manchen Individuen constant eine mehr nach hinten über den Kehlkopfeingang übergebeugte Haltung, was die Untersuchung namentlich der vordern Wand und Theile des Kehlkopfs erschwert. Lewin will diese Stellung der Epiglottis vorzugsweise häufig beim geistlichen Stand beobachtet haben und sucht diess aus dem pathetischen Ton der Stimme, den Geistliche durchschnittlich in ihren längeren Reden anschlagen, zu erklären. Das Zustandekommen dieses Predigerpathos soll nämlich dadurch bedingt werden, dass beim Reden die Epiglottis mehr oder weniger über den Eingang des Kehlkopfs übergebeugt und in dem hierdurch mehr abgeschlossenen Cavum des Kehlkopfs die veränderte fassartige Resonanz der Stimme, der hohl klingende Predigerton erzeugt werde. Gleichzeitig will Lewin eine stärkere Entwicklung und Hypertrophie der Musculi ary-epiglottici und der Plicae ary-epiglotticae beobachtet haben. Meine an einer nicht geringen Anzahl von Predigern angestellten Beobachtungen bestätigen mir das häufige Vorkommen dieser übergebeugten Stellung der Epiglottis, und es scheint, als ob diese einseitige Anstrengung des Stimmorgans zum Theil Schuld sei an dem Gefühl der Uebermüdung, der eigenthümlich krampfhaften Empfindung, über welche sich Patienten dieses Standes so häufig beim lauten Sprechen beklagen und welche sie als etwas ganz Eigenthümliches schildern. Wenigstens reicht der oft gleichzeitig vorhandene Katarrh des Larynx nicht hin, um die subjectiven Empfindungen solcher Patienten hinreichend zu motiviren. Somit wären allerdings Anhaltspunkte gegeben, um ein eigenthümliches Predigerleiden des Kehlkopfs, ein clergymen sore throat vom anatomischen Standpunkt aus anzunehmen.

Die Epiglottis zeigt sich in Folge von Entzündung häufig verdickt, ihre Ränder ungleichförmig gewulstet. Zuweilen beobachtet man Erosionen, oberflächliche folliculäre Ulcerationen am Rand und an der hintern Fläche der Epiglottis. Tiefere Geschwüre beobachtet man bei Syphilis und Tuberculose; ihre Unterscheidung ist in den meisten Fällen leicht und richtet sich sowohl nach dem Aussehen und der Beschaffenheit der Geschwüre selbst, wie nach der Beschaffenheit der benachbarten Theile des Larynx und Pharynx, die häufig gleichzeitig Veränderungen und Producte des dyskrasischen Processes an sich tragen.

Mit Laryngitis verbunden treten in den meisten Fällen entzündliche Veränderungen des Pharynx und des Gaumens auf. Die katarrhalische Entzündung des Pharynx bietet verschiedene Formen dar. In dem einen Falle erscheint die Schleimhaut einfach geröthet und leicht geschwellt, in einem andern Falle erscheinen auf der gerötheten Schleimhaut kleine Bläschen, welche zu Erosionen Veranlassung geben, in einem dritten Falle endlich erscheint die Rachenschleimhaut höckrig aufgewulstet, von zahlreichen unregelmässigen strangförmigen oder rundlichen Anschwellungen von röthlichem, sulzigem Aussehen bedeckt, welche durch die gruppenartig angeschwollenen Glandulae pharyngeae gebildet werden und unter den Namen Pharyngitis glandulosa, follicularis oder granulosa von Horace Green, Gueneau de Mussy, Chomel u. A. beschrieben werden. Letztere Form ist die quälendste von allen, indem sie meistens mit einem unaufhörlichen Brennen und Kratzen im Halse und beständiger Neigung zum Ausräuspern glasiger und geballter Sputa verbunden ist. Die subjectiven Erscheinungen können sogar, wie ich Beispiele gesehen habe, einen für den Allgemeinzustand des Patienten höchst nachtheiligen Höhepunkt erreichen. Meistens sind damit abdominelle Störungen, Magen- und Duodenalkatarrhe verbunden. Einer besonderen Häufigkeit scheint sich diese folliculäre Form der Pharyngitis unter den

Franzosen zu erfreuen, die ein Hauptcontingent zu den von mir beobachteten Fällen lieferten.

In manchen Fällen von Pharyngitis findet sich das Venennetz auffallend stark entwickelt und überfüllt, weshalb einige Beobachter eine Pharyngitis varicosa unterscheiden.

Der weiche Gaumen und die Uvula nehmen in den meisten Fällen Antheil an den Entzündungserscheinungen des Pharynx. Bläschen- und Erosionenbildung, Anschwellung und Wulstung werden an dem weichen Gaumen und den Arcus glosso-palatini und pharyngopalatini in ähnlicher Weise beobachtet, wie am Pharynx. Dazu gesellt sich häufig eine Hypertrophie der zwischen den Gaumenbögen eingebetteten Tonsillen. Einer besonderen Aufmerksamkeit verdient in einzelnen Fällen die Uvula gewürdigt zu werden, deren Hypertrophie und Verlängerung eine häufige Folge lange dauernder Pharyngitis ist. Entweder erscheint die Uvula in ihrem ganzen Gewebe hypertrophirt, verdickt und verlängert, wobei zuweilen die Spitze wie abgeschnürt an dem Haupttheil hängt, oder die Schleimhaut der Uvula bildet eine polypenartige Verlängerung, einen Appendix, der einem Schleimfaden ähnlich auf den Zungengrund herabhängt und besonders bei horizontaler Lage des Patienten, z. B. im Schlafe, in den Kehlkopfeingang gerathen und zu heftigem unaufhörlichem Hustenreiz und Beklemmung Veranlassung geben kann. Mir sind zwei Fälle der Art zur Beobachtung und Behandlung gekommen, wo die Patienten längere Zeit an den obengenannten Erscheinungen litten und Mittel dagegen vergebens gebraucht hatten, bis eine genaue Untersuchung des Rachens die mechanische Ursache der Kehlkopfreizung entdeckte und die darauf hin vorgenommene Verkürzung der verlängerten Uvula den krankhaften Erscheinungen der Athmungsorgane ein Ende machte.

Das bei Laryngitis und Pharyngitis von mir beobachtete Heilverfahren war ein den Allgemeinzustand sowohl, wie die locale Erkrankung berücksichtigendes allgemeines und locales. Die grosse Mehrheit der Fälle betraf Patienten, welche zum Gebrauch des Mineralwassers nach Ems kamen und davon Heilung ihres Halsleidens erwarteten. Der Gebrauch des Emser Wassers wurde demnach in allen den Fällen zu Hülfe gezogen, wo nicht anderweitige Complicationen den Gebrauch eines andern Mineralwassers, z. B. eines Schwefelwassers oder einer salinischen Quelle geeigneter erscheinen liessen. In Fällen einfachen Katarrhs des Larynx und Pharynx ohne bedeutende Veränderungen, wie Wulstungen und Ulcerationen der Schleimhaut, reicht der innerliche Gebrauch des Emser Mineralwassers im Verein mit der vor Allem nöthigen Ruhe des Organs und entsprechend diätetischen Verhalten gar häufig hin zur völligen Beseitigung des katarrhalischen Processes. Schon das Gurgeln mit warmem Mineralwasser erweist sich in solchen Fällen, namentlich aber bei Pharyngitis, als ein dem Patienten angenehmes zugleich palliativ wirkendes Heilmittel. In allen übrigen Fällen, wo Wulstungen und Verdickungen, Erosionen und granulöse Wucherungen einzelner Theile des Kehlkopfes zu Functionsstörungen desselben wie Heiserkeit oder mit Kitzel verbundenem Husten Veranlassung gaben, da verband ich mit der innern die locale Behandlung des Kehlkopfes mit gutem Erfolg und verwendete hierzu die zur Behandlung erkrankter Schleimhäute im Allgemeinen gebräuchlichen Mittel, deren specielle Wahl von der Form und Intensität der localen Entzündung abhängt. Die ausgedehnteste Anwendung und den häufigsten Erfolg hatten Bepinselungen der gewulsteten und verdickten Schleimhaut mit Argentum nitricum gr. x—xx ad ℥j Aq. destill. Dieselben wurden entweder täglich oder in Pausen von 1—2 Tagen vorgenommen. In den Fällen, wo eine bedeutendere Hyperämie oder erhöhte Reizbarkeit des Kehlkopfes eine stärkere Reaction von der Einwirkung des Höllensteins befürchten liessen, zeigten sich mildere Mittel, wie Plumb. aceticum ℈j—ʒj ad ℥j Aq. destill. oder Zincum sulphuricum ℈j—ʒ½ ad ℥j am geeignetsten zur Beseitigung der entzündlichen Erscheinungen. In den Fällen, wo die Schleimhaut sehr aufgelockert erschien, die Secretion sehr erhöht sich zeigte, leisteten Bepinselungen mit Tannin gr. xv—ʒ½ ad ℥j Aq. destill. die besten Dienste. Granulöse Wucherungen liessen sich am schnellsten durch Cuprum sulphuricum ℈j—ʒj ad ℥j Aq. destill. zum Schwinden bringen.

Zur Ausführung der localen Applicationen bedient man sich am geeignetsten des Haarpinsels, den man nach Lewin'scher Einrichtung an einem dem Zungenrücken und Kehlkopfkanal entsprechend gebogenen silberplattirten Kupferdraht befestigen lässt. Den Pinsel ziehe ich dem Schwämmchen deshalb im Allgemeinen vor, weil ersterer die eingesogene Flüssigkeit leichter wieder abgiebt, als das Schwämmchen, das zur Entleerung an die erkrankte Schleimhaut angedrückt werden muss und daher leicht mechanischen Reiz auf dieselbe ausübt. Die Einführung des Pinsels in den Kehlkopf geschieht während und vermittelst der laryngoskopischen Untersuchung; indem der Beobachter mit seiner linken Hand den Kehlkopfspiegel an den Gaumen des Patienten applicirt hält, führt er mit der rechten den Pinsel leicht und sicher über die Epiglottis weg in den Kehlkopf nach der zu touchirenden Stelle, wobei das Auge des Beobachters die Richtung des Pinsels dem im Spiegel sichtbaren Bild des Kehlkopfes entsprechend leitet. Die Touchirung muss rasch und sicher geschehen, da, wie man sich durch das Auge überzeugen kann, die leiseste Berührung der Innenfläche des Kehlkopfes eine sofortige Zusammenschnürung desselben durch den Musculus arytaenoideus und die Musc. ary-epiglottici hervorruft.

Die Behandlung der Pharyngitis richtet sich nach denselben Grundsätzen und verlangt im Allgemeinen dieselben Mittel, wie die der Laryngitis.

Durch besondere Hartnäckigkeit und grossen Widerstand gegen die Behandlung zeichnet sich die folliculäre oder granulöse Pharyngitis aus. Wenn auch in leichteren nicht veralteten Fällen durch einfachen Gebrauch des Emser Mineralwassers häufig Heilung oder Besserung erzielt wird, so zeigen doch die Fälle, wo die Schwellungen der Rachenschleimhaut bedeutend entwickelt und ausgebreitet erscheinen, im Allgemeinen wenig Veränderung und geringe Abnahme der localen Wucherung. Die folliculären Plaques widerstehen gänzlich der Einwirkung des sonst gebräuchlichen Argentum nitricum. Unter den von mir dagegen angewendeten Aetzmitteln hatten Jodglycerin und Chromsäure gr. x—xx ad ℥j Aq. dest. den meisten Erfolg, doch erfordert ihre Anwendung grosse Geduld und Ausdauer von Seiten des Patienten wie des Arztes.

Eine besondere Beachtung verdienen die mit der folliculären Pharyngitis häufig verbundenen abdominellen Störungen, welche mit dem localen Uebel augenscheinlich in causalem Zusammenhang stehen.

Die allgemeine Behandlung ist daher auch für die locale Erkrankung des Halses von Wichtigkeit. Bei vorwaltendem Magenkatarrh verdienen die alkalischen Thermen, wie z. B. Ems, bei Ueberfüllung der Unterleibsorgane durch passive venöse Stockungen die Schwefelwässer oder salinische Quellen den Vorzug zur Bekämpfung der abdominellen Störung sowohl, wie des damit verbundenen, häufig nur symptomatischen Halsleidens.

In den Fällen von Laryngitis und Pharyngitis, wo der Auswurf erschwert, das krankhafte veränderte Secret vermöge seiner zähen leimartigen Beschaffenheit an der entzündeten und gewulsteten Schleimhaut fest adhärirt und dadurch als neuer Reiz auf dieselbe einwirkt, wie das besonders an der obern hinter den Choanen gelegenen Wand des Pharynx zu beobachten ist, wendete ich mit günstigem Erfolge die Einathmungen des staubförmig vertheilten Emser Mineralwassers an. Dieselben wurden vermittelst des Appareil pulvérisateur von Charrière mit Mineralwasser von natürlich hohem Wärmegrad (35° R.) und darüber bis zu 50° R. und in Sitzungen von 5—10 Minuten täglich angewendet. Die Wirkung dieser Inhalationen bestand unmittelbar in Abnahme des brennenden Gefühls im Halse, erleichterter und etwas vermehrter Expectoration, im weiteren Verlaufe in Abnahme der vorhandenen Wulstung und katarrhalischen Absonderung der Schleimhaut. Im erwärmten Zustande des dazu verwendeten Wassers werden diese Inhalationen von den Patienten besser vertragen, und um diess zu erreichen, bedarf es schon eines sehr hohen Wärmegrades der dazu verwendeten Flüssigkeit, da sich durch die staubförmige Vertheilung derselben und dadurch beschleunigten Verdunstung die Temperatur der einzuathmenden Wasserpartikelchen bedeutend erniedrigt.

In einzelnen entsprechenden Fällen liess ich medicamentöse Lösungen von Alaun und Cuprum sulphur. zu den Inhalationen anwenden.

Die Frage, ob staubförmig vertheilte Flüssigkeiten auf dem Wege der Inhalation in den Larynx und die Trachea gelangen können, erscheint durch die Versuche, welche Lewin und Tobold an Kaninchen angestellt haben, wenigstens für den Kehlkopf im bejahenden Sinne entschieden. Poggiale hat sich in seinem Bericht an die französische Akademie auch für ein Eindringen der staubförmig vertheilten Flüssigkeit in die Trachea ausgesprochen.

Das deutliche Gefühl der eindringenden Flüssigkeit, welches man bei diesen Inhalationen empfindet, sowie die eintretende Nachwirkung derselben sprechen ebenfalls für ein Eindringen des Wasserstaubes in den Kehlkopf.

Die genannten Inhalationen erweisen sich, beiläufig bemerkt, ferner hülfreich bei Blennorrhöe der Bronchien mit häufiger und bedeutender Ansammlung und Stockung des Secrets in denselben, indem die Expectoration leichter hervorgerufen und begünstigt wird, was den Patienten eine wesentliche Erleichterung gewährt.

Nicht zu verwechseln ist diese Form der Inhalationen mit den seit einigen Jahren hier bestehenden Inhalationen der aus dem Emser Mineralwasser sich entwickelnden Gase, über deren Werth ich nicht unterlassen kann, mein Urtheil, das fast sämmtliche hier beschäftigte Praktiker theilen, gegenüber anderweitigen Aufstellungen hier mitzutheilen. Nach der Analyse von Fresenius enthält das aus dem Emser Mineralwasser sich entwickelnde Gas in 1000 Theilen: 997,26 Kohlensäure und 2,74 Stickgas. Durch gewaltsames Verspritzen eines continuirlichen Mineralwasserstrahls an dem Metalldeckel des Gasreservoirs entwickelt, bildet das Gas mit der gleichzeitig darin vorhandenen atmosphärischen Luft und Wasserdampf ein Gasgemenge, das einen wechselnden Gehalt an Kohlensäure von ca. 15—20 pCt. besitzt — ein Gehalt, der das Gasgemenge absolut irrespirabel, ja sogar auf die Athemfunction deletär einwirkend macht. Ein einfacher Versuch, das Gas vermittelst der mit dem Behälter communicirenden Kautschuckröhren vorsichtig einzusaugen, lehrt jedem Unbefangenen, dass, sowie das Gas, durch seinen säuerlichen Geschmack bekanntlich erkennbar, die Gaumenbogen passirt hat und in das Bereich des Kehlkopfes geräth, sofort Glottiskrampf und Erstickungsgefühl, begleitet von einem schmerzhaften Gefühl in der ganzen Brust, eintritt, welches eine sofortige Unterbrechung der Einathmung gebietet. Setzt man demungeachtet die Einziehung des Gases in den Mund fort, so stellen sich durch die der eingeathmeten Luft sich beimengende wenn auch geringe Portion Kohlensäure die entfernteren Wirkungen der Kohlensäure-Intoxication wie Schwindel, eingenommener Kopf, Bedürfniss nach frischer Luft ein. Es leuchtet demnach ein, dass von einer Einathmung des Gasgemenges eigentlich die Rede nicht sein kann, und dass, soll eine medicamentöse Einwirkung beabsichtigt werden, diese nur auf die Mund- und Rachengebilde intentirt werden kann. Die Beantwortung der Frage, ob es überhaupt zulässig sei, eine für den Respirationsact untaugliche, auf diesem Wege dem Organismus deletäre Gasart wie die Kohlensäure in die Luftwege einzuführen und darauf sogar therapeutische Erwartungen zu stellen, darf füglich dem physiologischen Anfänger überlassen bleiben.

Es bliebe also nur die Einwirkung der Kohlensäure auf die Schleimhaut der Mund- und Rachenhöhle zur allenfallsigen therapeutischen Verwerthung übrig, und diese Einwirkung besteht, wie a priori feststeht und der Versuch lehrt, in einer Reizung der Schleimhaut; diese möchte jedoch in wenigen Fällen pathologischer Veränderung zulässig erscheinen und es dürfte deren problematischer Nutzen durch das nicht zu vermeidende Eindringen der Kohlensäure in den Kehlkopf und die dadurch bedingte Reizung desselben absolut überwogen werden. Acute Laryngitis, Hämoptysis, asphyktische Zustände, diess sind die häufig beobachteten Folgen dieser Gasinhalationen. Lewin theilte mir mündlich mit, dass er bei allen Patienten — deren Zahl nicht gering ist — die er kurze Zeit nach den ebengenannten Inhalationen zu untersuchen Gelegenheit hatte, eine auffallend intensive Röthung und Schwellung der Schleimhaut des Kehlkopfes beobachtet habe, und ich kann diese Wahrnehmung aus meinen laryngoskopischen Beobachtungen nur bestätigen. Dass auf diese Erfahrungen hin die Anwendung der genannten Gasinhalationen die grösstmögliche Beschränkung seitens fast aller hiesigen Collegen erfahren hat, brauche ich zur Ehre derselben nicht hinzuzufügen.

Zum Beleg, wie leicht diagnostische Irrthümer ohne laryngoskopische Untersuchung bei Erkrankungen des Larynx vorkommen, führe ich die nachfolgenden Fälle an, welche zum Theil als einfache Laryngitis längere Zeit behandelt, bei der Untersuchung als tiefer greifende oder gar anderweitige Veränderungen erkannt wurden.

Ulceration mit Zerstörung des einen Stimmbandes.

1. Hr. K. aus K., 56 Jahre alt, leidet seit 3 Jahren an Husten, Kitzel im Halse, Auswurf zähen schaumigen Schleimes und anhaltender Heiserkeit, wogegen er die verschiedensten Mittel in Anwendung gezogen hatte.

Die laryngoskopische Untersuchung ergiebt folgenden Befund: Epiglottis eigenthümlich dachziegelförmig verkrümmt. Schleimhaut des Larynx geröthet und geschwellt, linkes Taschenband stark geschwellt, das darunter liegende Stimmband theilweise zerstört und bedeutend eingekerbt, der Rand der Einkerbung geschwürig aussehend, die noch übrigen Reste des Stimmbandes röthlich gefleckt und aufgewulstet. Rechtes Stimmband und Taschenband ausser einer leichten Röthung keine besondern Veränderungen darbietend, Bewegungen des ersteren normal. Allgemeinzustand des Pat. vortrefflich, keinerlei Erscheinungen der Syphilis darbietend, woran Pat., ein sehr vernünftiger Mann, auch nie gelitten haben will. Verdacht auf Tuberculose durch den Zustand der Brust, wie den guten Allgemeinzustand ganz ausgeschlossen. Ich stellte demnach die Diagnose auf ein das Gewebe des linken wahren Stimmbandes zerstörendes einfaches, nicht specifisches, noch tuberculöses Geschwür und wendete neben dem innern Gebrauch des Emser Wassers Aetzungen des linken Stimmbandes mit einer Lösung von Argent. nitric. gr. xx ad ℥j täglich an. Nach einer 5 Wochen lang fortgesetzten Kur trat unter allmäliger Besserung des Hustens und Verminderung des Auswurfs die Vernarbung des Geschwürs und gleichzeitige Abnahme der Schwellung der Reste des wahren Stimmbandes sowohl, wie der Geschwulst des linken Taschenbandes ein. Die Stimme des Pat. behielt natürlich, obgleich ein wenig gebessert, ihre heisere von einem eigenthümlich fistelartigen Ton begleitete Eigenschaft bei. —

2. Hr. S. aus B., 46 Jahre alt, leidet seit ungefähr 5 Jahren an Heiserkeit, welche seiner Aussage gemäss in den ersten 3 Jahren von Husten und Auswurf begleitet gewesen und nach dem Verschwinden der letzteren Beschwerden unverändert fortbestanden habe. Pat. consultirte mich am Ende seiner Emser Kur, wobei er auf anderweitiges Anrathen 4 Wochen lang die Gasinhalationen gebraucht hatte, deren Wirkung in vermehrter Reizung des Kehlkopfes bei unveränderter Heiserkeit bestand.

Die laryngoskopische Untersuchung ergab ausser vermehrter Röthe der Schleimhaut des Kehlkopfes — eine constante Folge der Gasinhalationen — folgende Veränderungen: das rechte Stimmband war zerstört bis auf zwei kleine geschrumpfte, weissliche Rudimente, die beim Sprechen in Bewegung geriethen. Eine Geschwürsfläche war nicht mehr zu entdecken, vielmehr narbige Schrumpfung der Stimmbandreste zu beobachten. Das rechte Stimmband zeigte sich wohl erhalten und normal, obwohl an der allgemeinen Röthung der Schleimhaut theilnehmend. Dass unter diesen Umständen dem Pat. von jeder weiteren Kur abgerathen wurde, brauche ich nicht hinzuzufügen. Auch in diesem Falle war keine Spur einer je vorhandenen syphilitischen Affection zu entdecken. Der Allgemeinzustand war ebenfalls vortrefflich und von Seiten der Brust nichts Tuberculöses nachzuweisen. Auch hier wie in dem vorigen Falle war die Stimme, wenn auch sehr heiser, doch nicht ganz ihres Timbre beraubt — ein Beweis, dass ein Stimmband allein hinreicht, durch seine Schwingungen Stimme zu erzeugen.

Polyp des linken wahren Stimmbandes.

3. Hr. F. aus B., 48 Jahre alt, leidet seit 2 Jahren an leichter Heiserkeit, die namentlich nach angestrengtem Sprechen von der Empfindung eines fremden Körpers im Larynx begleitet ist. Hustenreiz gering und selten, Auswurf fehlend. Allgemeinzustand sehr befriedigend. Verschiedene gegen die Heiserkeit angewendete Mittel hatten keinen Erfolg gehabt und so kam Pat. zu einer Kur nach Ems.

Die laryngoskopische Untersuchung ergab eine normale Beschaffenheit des Kehlkopfes mit Ausnahme des linken wahren Stimmbandes. Beim Einathmen sowohl, wie beim Sprechen bemerkte man an dem vordern Drittel des linken wahren Stimmbandes, unter demselben über den Rand erbsengross hervorragend, eine den Bewegungen des Stimmbandes genau folgende, braunrothe, maulbeerförmige Geschwulst, welche ihre Insertion an der untern Fläche des Stimmbandes, den Bewegungen nach zu schliessen, haben musste. Beim Sprechen und Annähern der beiden Stimmbänder musste die kleine Geschwulst das gegenüberstehende Stimmband berühren und in den Schwingungen derselben Knoten erzeugen, welche der Stimme des Pat. ein eigenthümliches Timbre, dem Flageoletton der Saiten vergleichbar, verliehen. Obgleich Pat. die Untersuchung sehr gut vertrug und das Innere des Kehlkopfes sehr leicht zu übersehen war, wovon sich mehrere anwesende Collegen überzeugten, so wäre ein operativer Eingriff, abgesehen von dessen grosser Schwierigkeit, im vorliegenden Falle in Anbetracht der geringen Beschwerden nicht gerechtfertigt gewesen. Namentlich hätten Aetzungen, um eingreifend zu wirken, mit concentrirten Lösungen gemacht werden müssen, und man lief dann sicher Gefahr, auch das betreffende Stimmband in den Bereich der vollen Aetzwirkung hineinzuziehen. Ich rieth demnach dem Pat. vorläufig von weiteren Kuren abzustehen, den Verlauf jedoch durch wiederholte Untersuchungen ärztlicher Seits im Auge und unter Controle zu behalten.

Condylomatische Excrescenzen der beiden Stimmbänder.

4. Frau S. aus H., 42 Jahre alt, leidet ihrer Angabe gemäss seit letztem Winter in Folge von Erkältung an zunehmender Heiserkeit, Husten und Kitzel im Hals mit gelblich-schleimigem Auswurf. Verschiedene dagegen angewendete Mittel sind ganz erfolglos geblieben; ebenso hatten die seit bereits 3 Wochen auf anderweitigen Rath hier gebrauchten Inhalationen der Emser Thermalgase! das Uebel noch verschlimmert. Die laryngoskopische Untersuchung ergab: bei vermehrter Röthung der ganzen Kehlkopfschleimhaut, in der Gegend der Cartilago Santorin. des linken Ligam. ary-epiglotticum einen linsengrossen, weisslichen, flach erhabenen Fleck, der von der rötheren Umgebung abstach, ferner an den Rändern der beiden wahren Stimmbänder weissliche, stellenweise röthlich erscheinende, spitze, zackige Hervorragungen, welche am linken Stimmband ungefähr zwei Drittel, am rechten ein Drittel des Randes besetzten. Die obere Fläche der Stimmbänder erschien röthlich gefleckt mit dazwischenliegenden weisslichen Stellen. Die Bewegung der Stimmbänder frei. Der locale Befund des Kehlkopfes und die gleichzeitig vorhandene Schwellung der Cervicaldrüsen liessen, wenn auch das übrige Krankenexamen keine weitere Aufklärung ergab, über den syphilitischen Charakter der Kehlkopfaffection keinen Zweifel. Da die Kurzeit der Pat. abgelaufen und ein längerer Aufenthalt derselben nicht vergönnt war, so theilte ich ihrem Hausarzte den Befund brieflich mit. Die darauf hin eingeleitete innerliche Behandlung mit Sublimat hatte, wie ich aus später erhaltenen Mittheilungen erfahre, den besten Erfolg, indem bis auf eine kaum bemerkliche Heiserkeit alle Spuren eines Kehlkopfleidens verschwunden sind.

Hämoptysis, Ursprung der Blutung im Larynx.

5. Hr. P. aus S., 24 Jahre alt, von gesunder Constitution, mit einem leichten Larynxkatarrh behaftet, bemerkt nach einem leichten Räuspern, dass ihm Blut aus dem Halse komme, worüber Pat. sehr erschreckt meinen Rath in Anspruch nimmt. Pat. hat seiner Angabe gemäss nie an Blutspeien gelitten. Die Untersuchung der Brust lässt nichts Krankhaftes, namentlich Tuberculose nicht erkennen. Die laryngoskopische Untersuchung ergiebt ausser einer geringen Auflockerung

des Schleimhautüberzuges folgende Erscheinung an dem rechten Stimmband: Auf der Mitte desselben und nahe am Rande erscheint ein kleiner Blutstropfen, der allmälig sich vergrössernd zerfliesst und das ganze Stimmband röthlich färbt. Nachdem ich den Pat. hatte räuspern lassen und unmittelbar darauf die Untersuchung erneuerte, beobachtete ich dieselbe Erscheinung sich wiederholend. Es war nun ausser Zweifel gestellt, dass die Blutung am Stimmbande selbst wahrscheinlich aus einer kleinen Vene, wie man sie zuweilen an den Stimmbändern deutlich beobachtet, erfolgte, und ich konnte den Pat. über den Charakter der Blutung um so mehr beruhigen, als dieselbe bei ruhigem Verhalten sehr bald aufhörte. Derartige Blutungen habe ich schon wiederholt beobachtet, namentlich bei Personen, wo das Venennetz der hinteren Rachenschleimhaut und gleichzeitig des Kehlkopfes sehr entwickelt und blutüberfüllt sich zeigte.

Larynxbeschwerden bedingt durch die verlängerte Uvula.

6. Hr. N. aus L., 62 Jahre alt, leidet seiner Angabe nach seit 2 Jahren an Kitzel im Halse, Husten mit geringem Schleimauswurf und häufigem Beklemmungsgefühl. Alle diese Beschwerden stellten sich besonders des Nachts und beim Liegen auf dem Rücken ein. Pat. besitzt eine sehr robuste Constitution, weder Lunge noch Herz bieten etwas Verdächtiges dar. Die Untersuchung der Mundhöhle ergiebt eine stark verlängerte Uvula, deren Spitze auf dem Zungenrücken ruht; bei näherer Untersuchung durch Aufheben der Uvula erscheint deren Spitze durch einen fast federspuhldicken schleimig aussehenden Appendix verlängert, der sich als eine $1\frac{1}{4}$ Zoll lange polypenartige Verlängerung der Schleimhaut der Uvula herausstellt. Dem rückwärts geneigten Zungenrücken folgend hing dieser Appendix beim ruhigen Athmen nach hinten und abwärts und musste so, namentlich des Nachts bei der Rückenlage des Pat., in den Kehlkopfeingang gerathen und Kitzel und Beklemmung hervorrufen. Die laryngoskopische Untersuchung ergab ausser einem gelinden, offenbar mehr consecutivem Katarrh der Schleimhaut nichts Abnormes. Die darauf hin von mir unverweilt vorgenommene Verkürzung der Uvula bestätigte durch den Erfolg die Annahme des causalen Zusammenhanges dieser Verlängerung mit den Kehlkopfbeschwerden, indem Hustenreiz und Beklemmung nach der Operation ausblieben.

Perichondritis laryngea im Gefolge des Typhus. Tracheotomie.

7. N. N., 23 Jahre alt, Soldat, wurde in der Reconvalescenzperiode des Typhus, den er in seiner Garnison zu L. überstanden hatte, von plötzlicher Athemnoth befallen, welche im Verlauf von wenigen Stunden einen solchen Grad erreichte, dass die Tracheotomie vorgenommen werden musste, welche, der Dauer der Operation (mehrere Stunden) nach zu urtheilen, sehr schwer gelang. Nach Beendigung

derselben und eingelegter Canüle ging die Athmungsfunction durch letztere genügend von statten und Pat. konnte, jedoch unter Beibehaltung seiner Canüle, nach einigen Wochen nach seiner ziemlich entfernten Heimath in der Nähe von Coblenz zurückreisen. Hier begab er sich in Behandlung des Hrn. Prof. Dr. Robert, der sich veranlasst fand, die überaus starke und gerade Canüle durch eine gebogene Canüle von mässigerem Kaliber zu ersetzen. Nach mehrwöchentlicher Behandlung und unter wiederholter Aetzung des Kehlkopfeinganges mit Höllensteinlösung verbesserte sich ausser dem Allgemeinbefinden des Pat. die Permeabilität des Kehlkopfes in der Weise, dass die immer noch starke Canüle durch eine dünnere etwa federspuhldicke ersetzt werden konnte, welche hinreichte, das nöthige Luftquantum ausser der durch den Kehlkopf eingeathmeten Luftmenge der Lunge zuzuführen.

Aufgefordert durch den verehrten behandelnden Collegen, gemeinschaftlich mit ihm den Pat. laryngoskopisch zu untersuchen, hatte ich demzufolge Gelegenheit, den Kranken etwa $3\frac{1}{2}$ Monat nach gemachter Operation zu beobachten. Der Befund war folgender: Pat., ein etwas cachektisch aussehendes, nicht sehr stark gebautes Individuum, athmete, wie sich durch das zischende Geräusch der durchströmenden Luft verrieth, gleichzeitig durch die Canüle und den Mund. Beim Verschliessen der Canüle ging die In- und Exspiration unter verlängertem zischenden Geräusch in einem für die Dauer ungenügendem Grade von statten, so dass Pat. der eintretenden Athemnoth wegen die Verschliessung der Canüle nicht lange ertragen konnte. Die Operationswunde, welche ziemlich tief und am untern Rande der Cartilago cricoidea sass und einen etwas abwärts verlaufenden Wundkanal bildete, zeigte nach aussen einen von Narbengewebe umgebenen Wall von Granulationen, der die kaum federspuhldicke Canüle umgab. Unangenehme Empfindungen hatte Pat. nur beim Schlucken, äusserlich keine besondere Schmerzhaftigkeit. Die Stimme des Pat. war zwar schwächer als normal und heiser, besass jedoch einen ziemlich hohen Grad von Timbre. Die Untersuchung der Mundhöhle und Rachenhöhle bot ausser einem dicken schmutzig weissen epithelialen Beleg an der Basis der Zunge nichts Abnormes dar. Die laryngoskopische Untersuchung ergab folgendes Resultat: Der Eingang des Larynx weit geöffnet, das Innere desselben leicht übersehbar. Die Schleimhaut des Kehlkopfes durchweg etwas stärker wie normal geröthet und leicht geschwellt. Epiglottis, Plicae ary-epiglotticae und hintere Larynxwand zeigten keine Veränderung. Die Plicae thyreo-arytaenoideae superiores dagegen und noch deutlicher die wahren Stimmbänder erschienen etwas stärker geröthet und geschwellt. Ihre Bewegungen beim Tongeben und Einathmen erscheinen wie die des ganzen Kehlkopfes bedeutend vermindert. Die Stimmritze betrug im höchsten Grad des Auseinanderweichens der Stimmbänder beim tiefen Einathmen nicht die Hälfte der normalen Weite. In dem Bereich der Stimmritze erscheint statt des im Normalzustand sich darbietenden freien Lumens der Trachea und der in der Tiefe deutlich sichtbaren Trachealringe ein dem Augenschein nach die Stimmritze ausfüllender, gleichmässig röthlich gefärbter Schleimhautwulst, der jede tiefere Einsicht versperrt. Ueber den Sitz der Stenose des Kehlkopfes konnte demzufolge kein Zweifel mehr obwalten; die Natur und Entstehung der von einer röthlich gefärbten Schleimhaut überzogenen Geschwulst durfte mit Wahrscheinlichkeit von einer (bei Typhus nicht ungewöhnlichen) Perichondritis, und zwar der Cartilago cricoidea, abgeleitet werden, welche in Abscessbildung übergegangen die Vorwölbung der durch Eiterinhalt gespannten Schleimhaut in das unterhalb der Stimmbänder gelegene Lumen des Kehlkopfes zu Stande gebracht hatte.

In Anbetracht der in solchen Fällen nie fehlenden Necrose des unterliegenden Knorpels erschien die Prognose dubiös. Die Eröffnung des vorhandenen Abscesses konnte wegen der tieferen Lage und nach abwärts gesenkten Richtung des ohnehin schon verengerten Operationskanales von diesem aus ohne blutige Erweiterung nicht gemacht werden. Die Eröffnung von oben durch die Mundhöhle mit Hülfe des Laryngoskops erschien bei dem mangelhaften Auseinanderweichen der Stimmbänder nicht allein sehr schwierig und den Stimmbändern Gefahr bringend, sondern gewährte auch ausserdem im Fall der gelungenen Eröffnung und Entleerung des Abscesses, in Anbetracht der vorhandenen Knorpelnecrose und der daraus erwachsenden Folgen, geringe Aussicht auf dauernden Erfolg. Da ausserdem die Beobachtung, dass die Permeabilität des Kehlkopfes im Verlauf der Operation sich gebessert hatte, zu der Hoffnung einer weiteren Besserung oder gar einer spontanen Eröffnung des Abscesses berechtigte, so wurde von der Vornahme einer immerhin zweifelhaften Operation um so mehr abgestanden, als der Pat. die Canüle fortwährend sehr gut verträgt. Weitere Mittheilungen über diesen Fall, dessen besprochene Untersuchung vor 14 Tagen stattfand, werde ich mir vorbehalten.

MIX
Papier | Fördert gute Waldnutzung
FSC® C083411

Zeitfracht Medien GmbH
Ferdinand-Jühlke-Straße 7
99095 Erfurt, Deutschland
produktsicherheit@kolibri360.de